AF299200

LUXATIONS RÉCIDIVANTES

DE L'ÉPAULE

PAR

Le Docteur M. FONTOYNONT

ANCIEN INTERNE DES HOPITAUX DE PARIS
MÉDAILLE DE BRONZE DE L'ASSISTANCE PUBLIQUE
MEMBRE ADJOINT DE LA SOCIÉTÉ ANATOMIQUE

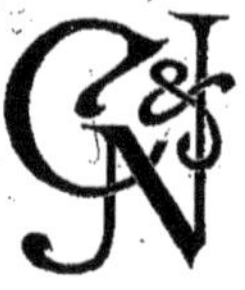

PARIS

GEORGES CARRÉ et C. NAUD, ÉDITEURS

3, rue Racine, 3

—

1898

LUXATIONS RÉCIDIVANTES

DE L'ÉPAULE

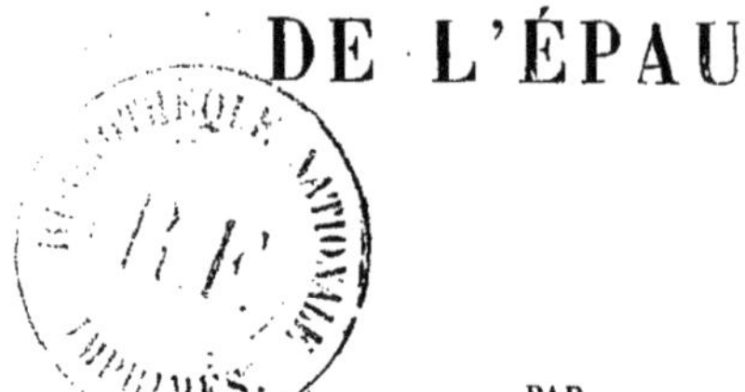

PAR

Le Docteur M. FONTOYNONT

ANCIEN INTERNE DES HOPITAUX DE PARIS
MÉDAILLE DE BRONZE DE L'ASSISTANCE PUBLIQUE
MEMBRE ADJOINT DE LA SOCIÉTÉ ANATOMIQUE

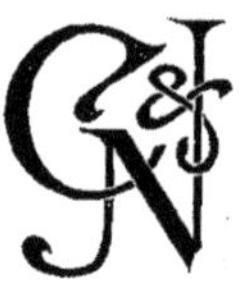

PARIS

GEORGES CARRÉ et C. NAUD, ÉDITEURS

3, rue Racine, 3

—

1898

DU MÊME AUTEUR

Des injections de sérum artificiel. *Revue générale des Sciences pures et appliquées*, 30 mai 1896.

Tuberculose du myocarde. *Société anatomique*, 22 janvier et 19 février 1897.

Cancer pharyngo-laryngé et stomacal. *Société anatomique*, 29 janvier 1897.

Le sérodiagnostic de la fièvre typhoïde. *Revue générale des Sciences pures et appliquées*, 30 janvier 1897.

La lutte actuelle contre la Peste. *Revue générale des Sciences*, 15 février 1897.

Epithélioma cylindrique colloïde du gros intestin chez une malade atteinte du mal de Pott. *Société anatomique*, 15 octobre 1897.

Le Trional. — Pharmacologie et indications thérapeutiques. *Presse médicale*, 17 novembre 1897.

INTRODUCTION

Un malade opéré l'an dernier dans le service de
M. le docteur Chaput, à Bicêtre, revint cette année con-
sulter notre maître. Désirant connaître les diverses opinions émises ainsi que les divers traitements préconisés
au sujet de l'affection présentée par ce malade, une luxation récidivante de l'épaule, nous nous aperçumes que
jamais thèse faite en France, n'avait traité ce sujet et que
les traités classiques eux-mêmes étaient assez sobres de
détails, alors que de nombreuses publications avaient eu
lieu ces temps derniers à l'étranger, en Allemagne notamment. Il nous a paru intéressant de réunir tous ces docu-
ments, de les analyser et d'en tirer les indications thérapeutiques et opératoires.

C'est notre savant et si bienveillant maître, M. le docteur
Chaput, qui nous a vivement engagé à étudier cette question. Qu'il nous permette de l'en remercier vivement et
de lui dire avec quel regret nous voyons se terminer cette
année qui fut pour nous si pleine d'enseignement, et si
douce passée à ses côtés. Nous en conserverons toujours
le meilleur souvenir et nous nous efforcerons de mettre à
profit ces exemples de haute probité scientifique qui im-
posent à tous le respect et l'estime et que nous lui avons
vu si souvent pratiquer.

A monsieur le professeur Cornil qui, en souvenir d'un ami estimé, nous dirigea dès le début de nos études et nous montra toujours une si bienveillante affection, nous nous faisons un devoir de témoigner notre grande reconnaissance et notre profonde gratitude.

Ce fut chez lui, dans son ancien service du vieil Hôtel-Dieu, que nous nous initiâmes à l'examen des malades ; et nous eûmes la fortune inespérée d'avoir pour maîtres M. le professeur Chantemesse et M. le docteur Widal. Leur enseignement et leurs causeries au chevet du malade nous furent si précieux que souvent encore le souvenir nous en revient.

C'est chez M. le docteur Terrillon, cet éminent chirurgien tant regretté de tous ses élèves, que nous avons fait notre première année d'externat. Nous nous rappellerons toujours son esprit clair et droit, son bon sens impeccable, alliés à cette adresse opératoire si universellement estimée.

Puis M. le docteur Letulle nous fit l'honneur de nous accorder une place dans son service. Nous ne pouvons nous rappeler sans émotion ce moment où, entouré de collègues qui se trouvaient être nos amis les plus chers, nous passâmes plus d'une année auprès d'un maître qui a su nous montrer, dans des circonstances pénibles et difficiles, un tel dévouement, une telle affection que nous ne saurions trop l'en remercier et l'assurer de notre vive reconnaissance.

M. le docteur Sevestre nous a reçu dans son service de l'hôpital Trousseau et c'est auprès de lui que nous avons appris et aimé à soigner les enfants. Le souvenir

de ses leçons est resté si vif en notre esprit que son enseignement nous paraît d'hier. Il fut pour nous un maître et
voulut bien nous considérer comme un ami. Lui aussi, en
plusieurs circonstances, nous montra toute l'étendue de
son affection. Nous voudrions pouvoir l'en remercier encore
plus vivement que nous le faisons.

Nous sommes heureux de remercier aussi M. le docteur
Josias de la sympathie qu'il nous a toujours prodiguée
et de l'assurer que nous garderons toujours le meilleur
souvenir des instants passés auprès de lui.

Les moments où, dans ce même hôpital Trousseau,
nous pûmes rester auprès de M. le docteur Broca nous
permirent d'apprécier sa bienveillance à notre égard.
Notre seul regret est celui de n'avoir pas pu être attaché
à son service plus longtemps !

Nous eûmes la chance inespérée de pouvoir consacrer
toute une année à l'étude des accouchements dans la ma-
ternité de M. le docteur Ribemont-Dessaignes à l'hôpital
Beaujon où il nous accueillit de la manière la plus cordiale.
Nous garderons de cette année un souvenir ineffaçable.

M. le docteur Mauriac nous fit l'honneur de nous accepter comme son interne et les moments que nous passâmes
dans ce vieil hôpital du Midi, Ricord maintenant, à goûter
ses leçons et ses conseils resteront toujours pour nous
un souvenir précieux, dont nous lui conserverons une
profonde gratitude.

Ce fut ensuite M. le docteur Barth qui voulut bien nous
accepter comme son interne. Nous nous rappellerons
toujours avec émotion du temps passé, au chevet des
malades, avec ce maître, qui fut toujours pour nous si

bienveillant, de ses leçons cliniques et de ses causeries savantes, dans lesquelles on sent vivre, mais rajeunie, l'antique tradition de nos vieux cliniciens.

M. Œttinger, pendant les moments, malheureusement trop courts, que nous pûmes passer auprès de lui, nous montra toujours la plus cordiale sympathie. Ces instants resteront pour nous les meilleurs.

Des circonstances particulières nous empêchent de consacrer à M. le docteur Gilles de la Tourette l'année qu'il nous avait réservée. Nous lui serons toujours reconnaissant de l'honneur qu'il nous avait fait et nous garderons le regret de n'avoir pu être son élève.

De même M. le docteur Gérard-Marchant avait bien voulu nous accorder chez lui une année d'internat. Nous avons dû décliner cet honneur, mais nous garderons toujours le meilleur souvenir de l'affabilité qu'il nous a montrée en ces circonstances.

Enfin, nous adressons tous nos remerciements à ceux que nous avons vus passagèrement dans les hôpitaux, MM. Brault, Richardière, Beurnier, De Grandmaison et auprès desquels nous avons toujours reçu le plus cordial accueil.

M. le docteur Ricard a bien voulu nous autoriser à nous servir de ses travaux personnels se rapportant à notre travail ; nous l'en remercions vivement, ainsi que notre excellent ami Fuchs qui a bien voulu exécuter pour nous les dessins de notre thèse.

M. le professeur P. Berger a fort aimablement accepté la présidence de notre thèse, nous le remercions du grand honneur qu'il a bien voulu nous faire.

HISTORIQUE

Parmi les luxations de l'épaule, il en est une forme toute particulière qui, chose curieuse, semble n'avoir ni souvent, ni longtemps attiré l'attention des auteurs; c'est la luxation récidivante. Et cependant, elle fut non seulement connue mais traitée dès la plus haute antiquité.

En effet Hippocrate déjà signale le danger des récidives pour les luxations de l'épaule et critique même le traitement employé avant lui; puis Paul d'Égine, à son tour, envisage la question. Mais après ces auteurs, il y a silence absolu et il nous faut arriver au fameux ouvrage de Malgaigne, à son Traité des fractures et des luxations, pour voir la question étudiée avec quelques détails et combien légers encore.

Cet auteur lui-même s'étonne de voir ses devanciers et ses contemporains rester muets à ce sujet. « Les traités les plus récents, dit-il, leur donnent à peine une petite place ».

Boyer dans son Traité des Maladies Chirurgicales (1822) et, plus tard, Nélaton, dans sa Pathologie Chirurgicale, consacrent à ce sujet à peine quelques lignes, sans lui ouvrir de chapitre particulier.

Il faut arriver jusqu'à nos jours, pour voir la question reprise et faire l'objet de communications nombreuses, surtout en Allemagne. Popke, dans une thèse intéressante soutenue à Halle, (Zur Casuistik und Therapie der intervertiten und habituellen Schulten luxationen, 1882), choisit ce sujet et le met au point. Il rappelle les travaux de ses prédécesseurs d'Albert, de Jössel, de Eve.

En France, un cas intéressant est présenté, en 1878, par M. Périer à la société de Chirurgie. Mais c'est en 1890 seulement, que MM. Broca et Hartmann, font à la Société anatomique deux communications extrèmement intéressantes et documentées, l'une ayant trait à l'étude des luxations dites incomplètes, des décollements périostiques, des luxations directes et des luxations indirectes ; l'autre s'occupant des luxations récidivantes proprement dites. Nous ne saurions trop insister sur ces deux notes qui fixent, d'une manière bien établie, quelques points intéressants de l'étude anatomo - pathologique de la question.

Le 31 octobre 1892, M. le Dr Ricard lit, à l'Académie de Médecine, une note pleine d'intérêt sur le traitement des luxations récidivantes de l'épaule par la suture de la capsule articulaire ou arthrorraphie, note qui fut l'objet d'un compte rendu de M. le professeur Verneuil, en 1894.

D'ailleurs de nombreuses publications avaient été déjà faites en Allemagne, au sujet du traitement et la question y est encore à l'heure actuelle souvent discutée. Hueter, il y a longtemps, avait proposé la résection de la tête humérale sans toutefois l'exécuter lui-même. Ce fut Cramer qui, le premier, la pratiqua. Krœnlein, Kœnig, Volkmann, Kuster, etc., s'en firent les défenseurs. Popke, dans sa thèse inaugurale déjà citée, préconise les injections intra-articulaires d'iode, ce qu'avait déjà fait pour la première fois Genzmer dans le but de produire une rétraction de la capsule, des ligaments et des tissus environnants.

Bardenheuer et Wiesinger décrivent chacun un procédé opératoire différent. Steinthal se range à l'idée et à la manière de procéder de M. Ricard.

Enfin assez récemment en 1895, Mickulicz décrit un nouveau procédé, dans lequel il préconise le rétrécissement de la capsule par un doublement de cette capsule au niveau de son point faible.

M. le Dr Chaput, en 1896, opéra à Bicêtre un épileptique atteint de luxation récidivante de l'épaule. Il se décida à faire la résection de la tête humérale. C'est cette observation qu'il a bien voulu nous confier et qui nous donna l'idée de ce travail.

Avant d'aborder l'étude des diverses théories émises pour expliquer les récidives de l'articulation scapulo-humérale, nous croyons qu'il est nécessaire de rappeler brièvement la description anatomique de cette articulation. Nous insisterons seulement sur les points intéressants au point de vue de la question qui nous occupe. On sait en effet qu'on a tour à tour incriminé les surfaces articulaires et leurs moyens d'union.

L'articulation de l'épaule est une énarthrose.

La cavité glénoïde occupe l'angle externe de l'omoplate.

C'est une dépression, plutôt qu'une véritable cavité ; elle est ovoïde, à grand axe vertical, et à grosse extrémité inférieure. Elle regarde obliquement en dehors, en avant et en haut. Son diamètre vertical est d'environ 35 millimètres et son diamètre transversal de 25 millimètres.

A son centre ou un peu au-dessous, nous trouvons le tubercule glénoïdien plus ou moins développé. Son bord postéro-externe est régulièrement courbe ; son bord antéro-interne, au contraire, présente, un peu au-dessous de sa partie moyenne, l'échancrure glénoïdienne, qui diminue d'autant la cavité articulaire à ce niveau.

Rappelons qu'elle est revêtue d'une couche de cartilage plus épaisse à la périphérie qu'au centre, ce qui en augmente légèrement les dimensions.

La tête humérale, lisse et arrondie, représente à peu près le tiers d'une sphère d'un rayon de 25 à 30 millimètres. Elle est légèrement ovalaire : son grand diamètre vertical mesure environ 48 millimètres 1/2, tandis que son diamètre antéro-postérieur ne mesure que 45 millimètres.

La surface articulaire de cette tête est limitée par une rainure légèrement sinueuse, le col anatomique, plus oblique en bas et en dedans, et plus marqué dans sa moitié supérieure. En dehors de ce col existent deux saillies : l'une antérieure et de petites dimensions, le trochin, l'autre postérieure, plus volumineuse, le trochiter. Ces deux tubérosités sont séparées par une gouttière, la coulisse bicipitale.

La surface articulaire de la tête est revêtue d'un cartilage hyalin, plus épais en général, à la partie supérieure qu'à la partie inférieure. Ce cartilage présente, en regard du trochin, une encoche profonde de 6 millimètres destinée à l'insertion du ligament gléno-huméral supérieur.

Comme on peut le voir par cette description succincte des surfaces articulaires, la tête humérale présente des dimensions hors de proportion avec celles de la cavité glénoïde. Cette différence est en partie comblée par le bourrelet glénoïdien. De forme prismatique triangulaire, ce cordon fibro-cartilagineux adhère par une de ses faces au pourtour glénoïdien ; l'autre, extérieure, donne insertion à la capsule ; la troisième, libre, articulaire, continue la surface glénoïdienne. Ajoutons que le bourrelet n'adhère pas partout également à la circonférence de la glène : à la partie supérieure, il en est séparé par un sillon, se prolongeant généralement plus bas sur la demi-circonférence postérieure que sur la demi-circonférence antérieure, sillon qu'il est facile d'agrandir par des tractions exercées sur la longue portion du biceps.

Sur le bord interne de la surface articulaire, le bourrelet passe quelquefois au-dessus de l'échancrure glénoïdienne, formant un orifice dans lequel s'engage un cul-de-sac de la synoviale. Le plus souvent, cet orifice est remplacé par une dépression en forme de fossette. Mais, si ce bourrelet glénoïdien augmente la capacité de la cavité glénoïde, il n'en est pas moins vrai que la tête humérale est encore trop volumineuse et qu'une partie considérable de cette tête est en contact avec la capsule articulaire, quelle que soit la position du bras.

La tête de l'humérus et la cavité glénoïde sont unies par un ligament capsulaire et par un certain nombre d'autres ligaments, renforçant la capsule.

La capsule articulaire, en forme de manchon, se fixe du côté de l'omoplate, sur la surface externe du bourrelet glénoïdien et sur la partie avoisinante du col ; à la partie inférieure, elle se fusionne avec le tendon de la longue portion du triceps; à la partie supérieure, elle remonte jusqu'à la base de l'apophyse coracoïde.

Du côté de l'humérus, elle s'insère, dans sa moitié supérieure, sur la lèvre externe du col anatomique, à la limite même du cartilage. Dans sa moitié inférieure, elle vient se fixer plus ou moins bas sur le col chirurgical, à une distance moyenne de 7 à 8 mm. du bord du cartilage articulaire.

Extérieurement, la capsule se fusionne avec les tendons des muscles qui vont s'insérer sur les tubérosités humérales : sous-scapulaire, sus-épineux, sous-épineux et petit-rond. Ailleurs, elle est relativement mince et présente ordinairement deux ouvertures, rarement trois, livrant passage à des prolongements de la synoviale. Elle est assez lâche pour permettre un écartement de 2 ou 3 centimètres entre les surfaces articulaires, si l'on y fait pénétrer l'air. Elle serait donc à elle seule un moyen d'union tout à fait insuffisant.

A sa partie supérieure, elle est renforcée par le ligament coraco-huméral, qui s'insère d'une part à la base et au bord externe de l'apophyse coracoïde, presque jusqu'à son bec, et d'autre part au trochiter.

Plus intéressants, pour nous, sont les ligaments glénohuméraux, au nombre de trois, supérieur, moyen et inférieur, situés à la partie antérieure de la capsule et bien décrits par Schlemm, Morris, Farabœuf, Régnier.

Le ligament gléno-huméral supérieur (sus-gléno-sus-huméral de Farabœuf) s'insère d'une part à la partie supérieure du bourrelet glénoïdien et à la portion avoisinante de la glène, immédiatement au-dessus de l'échancrure glénoïdienne, d'autre part dans l'encoche que nous avons décrite sur le cartilage articulaire, au niveau du trochin. Il est relié au ligament coraco-huméral par des fibres transversales ou obliques, formant un pont au-dessus de la coulisse bicipitale.

Le ligament gléno-huméral moyen (sus-gléno-pré-huméral de Farabœuf) confond son insertion supérieure avec celle du ligament précédent. En bas, il se fixe à la base du trochin, immédiatement au-dessous du tendon du sous-scapulaire avec lequel il se confond. Il est oblique en bas et en dehors et forme avec le ligament gléno-huméral supérieur qui est transversal, un triangle à base externe appelé foramen ovale de Weitbrecht.

Le ligament gléno-huméral inférieur (pré-gléno-sous-huméral de Farabœuf), le plus long, le plus large et le plus puissant, s'insère sur toute la partie antérieure du bourrelet glénoïdien située au-dessous de l'échancrure glénoïdienne et sur la portion osseuse voisine.

De là, il se porte légèrement en bas et en dehors et vient se fixer sur la partie antérieure et inférieure du col chirurgical entre l'insertion du sous-scapulaire et celle du petit rond.

A ces moyens d'union, vient s'ajouter un cône musculo-tendineux, formé par quatre muscles qui vont de l'omoplate aux tubérosités de l'extrémité supérieure de l'humérus. Le sous-scapulaire recouvre la partie antérieure de la capsule et la pénètre ; le sus-épineux couvre sa partie supérieure ; le sous-épineux et le petit rond revêtent sa partie postérieure.

Citons enfin, à cause de ses rapports avec l'article, la voûte acromio-coracoïdienne, et enfin le deltoïde.

Nous ne décrirons dans la synoviale que ses prolongements qui sont généralement au nombre de trois. L'un n'est pas constant et s'engage dans l'échancrure glénoïdienne. Un autre accompagne le tendon de la longue portion du biceps jusqu'au voisinage du tendon du grand pectoral. (Bourse bicipitale).

Le troisième, le plus intéressant pour nous ainsi que nous le verrons à la pathogénie, passe par le foramen ovale de Weitbrecht, se réfléchit en dedans et vient s'étaler sous le sous-scapulaire. Cette bourse constante ne communique pas toujours, surtout chez les jeunes, sujets avec la synoviale articulaire.

Enfin, Sappey a signalé un prolongement au-dessous du sous-épineux.

ANATOMIE ET PHYSIOLOGIE PATHOLOGIQUES

———

Les lésions observées dans les cas de luxation récidivante de l'épaule sont nombreuses et d'ordres différents. Elles portent sur les surfaces osseuses en présence, tête humérale d'une part; cavité glénoïde de l'omoplate de l'autre ; sur la capsule articulaire, enfin sur les différents organes, en rapport plus ou moins direct avec la région, en particulier sur les ligaments et les muscles.

C'est Malgaigne, puis MM. Broca et Hartmann en France, Roser. Bardenheuer, Schuller, Joessel, Lœbker et Volkmann en Allemagne qui surtout insistèrent sur ces différentes lésions.

Le premier, Boyer, dans son *Traité des maladies chirurgicales*, tome IV, paru en 1822, rapporte l'histoire d'un malade atteint de luxation récidivante que signala Fizeau dans son Journal de Médecine, de Chirurgie et de Pharmacie. «Nous avons observé conjointement avec M. Fizeau, dit-il, un malade atteint de luxation de l'humérus en dehors et en arrière, présentant cette circonstance remarquable que la luxation se reproduisait avec la plus grande facilité. Cette particularité, ajoute-t-il, n'est-elle pas étonnante dans une maladie qui est si rare et ne peut survenir que très difficilement et, n'est-il pas probable que les surfaces articulaires et notamment celles de l'omoplate présentaient quelques dispositions hors nature qui favorisaient le déplacement de l'humérus ? Nous avons eu plus tard l'occasion d'observer sur un cadavre une inclinaison singulière de la cavité glénoïde de l'omoplate en arrière. Cette surface articulaire présentait en même temps un prolongement remarquable du même côté ; aussi, l'humérus passait-il facilement dans la région sus-épineuse. »

Nélaton, dans sa *Pathologie chirurgicale*, tome II, interprète au point de vue anatomique, ainsi qu'il suit, une observation publiée par Desault, dans le *Journal de Chirurgie*. « Cette observation, dit-il, est donnée comme un exemple de luxation en bas. Il y est dit que la tête humérale présentait une mobilité extraordinaire, qu'elle se portait avec une égale facilité contre le bord externe du grand pectoral, contre le bord antérieur du grand dorsal et contre la peau de l'aisselle selon la direction dans laquelle on remuait le bras.

Cette luxation fut réduite une première fois. Elle se reproduisit et la contention exigea l'emploi d'un appareil à peu près analogue à celui qui est usité pour le traitement des fractures de la clavicule.

Une grande mobilité de la tête humérale et la reproduction du déplacement aussitôt que la réduction avait été opérée sont des phénomènes tellement exceptionnels non seulement dans l'histoire des luxations de l'épaule, mais dans celles des luxations en général, que quelques auteurs ont été portés à considérer le fait qui précède comme un exemple de fracture du col de l'humérus.

Cela se concilie très bien, en effet, avec une lésion de ce genre et avec les circonstances d'une chute sur le moignon de l'épaule. Toutefois, après avoir lu attentivement tous les détails de ce fait nous sommes disposé à croire qu'il s'agit réellement ici d'une luxation.

Seulement, ajoute Nélaton, il existait vraisemblablement une large déchirure de la capsule et peut-être de quelques-uns des muscles qui se fixent à la grosse tubérosité; de là cette mobilité signalée par Desault. De là aussi cette facile reproduction du déplacement.

Nous ajouterons que ce déplacement de la tête humérale nous paraît être une luxation sous-glénoïdienne remarquable par l'étendue du déplacement et par une solution de continuité considérable des parties molles. »

Jusqu'ici les lésions anatomiques ne sont pour ainsi dire que plus ou moins théoriques, les auteurs précédents donnant une explication plus ou moins satisfaisante pour l'esprit; mais ne basant leurs opinions sur aucun examen direct des pièces.

Roser toutefois (*Archiv. f. phys. Heilk*, 1842, tome I) dit qu'il est très fréquent de voir la bourse séreuse du sous-scapulaire communiquer avec l'articulation. — Quand cette communication est large, la tête humérale tend à s'échapper par l'ouverture de communication élargie et la seule contraction musculaire peut suffire.

Malgaigne peu après (*Traité des fractures et des luxations*, tome II, 1854) admet une déchirure de la capsule qui se cicatriserait spontanément, mais laisserait une ouverture toujours béante par laquelle l'os se luxerait avec une déplorable facilité.

Bardenheuer et Schuller accusent le défaut de consolidation des fractures du rebord glénoidien qui peuvent accompagner les luxations, tandis que Joessel (*Deut. Zeit. f. chirurgie*, 1880, tome XIII), et Loebker (*Arch. f. chirurg.*, 1886, tome XXXIV, communication au congrès de chirurgie allemand) pensent qu'il faut incriminer un élargissement capsulaire qui se montre lorsque les muscles insérés à la grosse tubérosité n'ont pas repris leurs attaches normales, décollées par le traumatisme. Dans ces conditions, sous l'influence de la contraction du deltoïde (Duchenne de Boulogne) ou de la pesanteur, la tête de subluxe en bas (déplacement secondaire passif de Hennequin), d'où la formation d'une poche capsulaire supplémentaire, antéro-inférieure, qui à l'occasion de mouvements un peu brusques invite la tête à sortir de la glène (1).

Mais en 1890, MM. A. Broca et H. Hartmann présentèrent à la Société anatomique de Paris l'observation fort intéressante d'une luxation de l'épaule correspondant au type de celle que Malgaigne dénomme luxation sous-coracoïdienne incomplète; et que ces auteurs rangent dans la catégorie des luxations extra-coracoïdiennes, niant la possibillité de luxation incomplète. La description des lésions que présentait l'articulation scapulo-humérale est du plus haut intérêt et jette un jour tout nouveau sur l'anatomie pathologique des luxations de l'épaule et en particulier des

(1) Traité de chirurgie clinique et opératoire de Le Dentu et Delbet (art de M. L. Cahier).

luxations récidivantes. Nous ne pouvons mieux faire que de la reproduire dans tous ses détails.

« La pièce provient d'un malade mort à l'hôpital Lariboisière en 1887. Ce malade, entré sans connaissance et mort presque immédiatement présentait entre autres lésions une luxation antéro-interne de l'épaule droite sur laquelle on ne fit aucune tentative de réduction. La pièce enlevée fut portée à l'école pratique et disséquée en présence de M. le professeur Farabœuf.

L'articulation recouverte de ses parties molles présentait tous les caractères d'une luxation extra-coracoïdienne. Tête partiellement engagée sous l'apophyse coracoïde, légère rotation interne du bras, abduction légère de ce bras, etc. En l'absence de tout commémoratif, nous pensions nous trouver en présence d'une luxation récente et cherchions à déterminer, par l'étude des mouvements communiqués, les parties persistantes de la capsule, lorsque tout-à-coup avec un ressaut brusque, la luxation se réduisit, pour ainsi dire spontanément. Un mouvement de rotation externe, combiné à une impulsion d'arrière en avant, nous permit de reproduire la luxation avec la plus grande facilité ; nous pûmes ainsi à plusieurs reprises produire et réduire la luxation à volonté.

Disséquant alors les parties molles qui recouvraient cette articulation, nous constatâmes l'existence d'une ecchymose dans le tissu cellulaire sous-deltoïdien, ecchymose sans importance et n'ayant aucun rapport avec l'articulation. Les muscles étaient bien développés et présentaient une apparence normale. Antérieurement la capsule était intacte en apparence. Un examen attentif nous permit

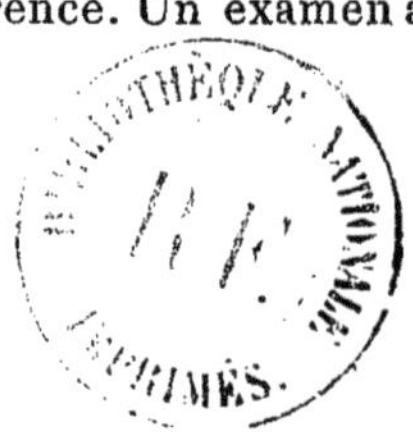

toutefois de constater que cette capsule ne s'insérait pas exactement en dedans du rebord glénoïdien, mais qu'elle se continuait avec un plan fibreux, mince, qui formait une sorte de boursouflure sur la partie avoisinante de la fosse sous-scapulaire.

La dissection faite nous permettait, de plus, de constater d'une manière précise, la situation exacte de la tête. Le bras étant mis dans la rotation interne maxima, la tête humérale est sous l'apophyse coracoïde et à son contact. Elle ne déborde qu'à peine l'aplomb du bord interne de la coracoïde. Elle est en rotation interne ; son pôle regarde en dedans et en arrière tandis que la coulisse bicipitale est sous l'aplomb de la coracoïde. En outre l'omoplate étant placée dans son attitude normale, l'axe de l'humérus s'incline notablement en arrière et un peu en dehors. Le mouvement de rotation externe s'effectue de manière à amener la coulisse bicipitale sous la coracoïde, l'inclinaison en arrière et l'abduction persistant.

Ouvrant alors l'articulation par sa partie postérieure, nous y avons constaté une série de lésions des plus intéressantes.

La cavité glénoïde, lisse, régulière est bordée en arrière par son fibro-cartilage intact ; mais tout son bord antérieur, de l'insertion du biceps à celle de la longue portion du triceps, en est dépourvu. Le fibro-cartilage a été complètement déchiré en haut, immédiatement en dedans de l'insertion de la longue portion du biceps ; à la partie inférieure, au niveau de la glène, en dedans de la longue portion du biceps, le fibro-cartilage est aussi déchiré, mais sa déchirure est incomplète ; la partie superficielle, conservée, est détachée du. rebord glénoïdien, on la voit nettement se continuer sur la face interne de la capsule, entraînant avec elle un petit fragment osseux détaché de la partie inféro interne de la glène. Dans l'intervalle de ces déchirures le bord interne de la cavité glénoïde est un peu mousse. La cavité elle-même n'est que peu altérée ; il existe un très léger dépoli de la moitié interne du cartilage qui la tapisse. Le bourrelet glénoïdien est normal dans ses parties supérieure, interne et externe.

Immédiatement en dedans de la cavité glénoïde, se continuant avec elle, on trouve sur le col de l'omoplate une surface osseuse qui, avant toute rugination, a l'aspect d'un os dépourvu de périoste. Cette surface osseuse dénudée a un contour arrondi, à concavité regardant la cavité glénoïde ; elle mesure 25 millimètres dans sa plus grande dimension, du rebord glénoïdien à la limite du décollement périostique. Il n'y a à son niveau aucune trace d'usure, ni d'inflammation osseuse.

La tête humérale présente une déformation toute spéciale et des plus accentuées. Il semble qu'on ait enlevé, comme un quartier d'orange, toute la partie postérieure de cette tête et la partie avoisinante du col anatomique. Par suite de la perte de substance se trouve formée une sorte d'angle dièdre, limité par deux plans qui se rejoignent presque à angle droit et dont l'un (du sommet de l'angle au pôle de la tête) mesure 19 millimètres ; dont l'autre (du sommet de l'angle à la face postérieure de l'humérus) mesure 14 millimètres. Ces deux plans et l'angle lui-même sont limités par le tissu spongieux de l'extrémité supérieure de l'humérus, sans trace de tissu fibreux ; il semble que l'on ait là une section à la scie ; le tissu est toutefois un peu plus rude que celui d'une tête humérale saine ; l'ongle et même le bistouri ne l'entament pas. Un des bords répond à une section assez nette du cartilage de la tête, vertical et nettement découpé aussi ; l'autre à l'insertion du sous-épineux et du petit rond. Dans l'attitude de luxation, un des pans de l'angle diè-dre répond à la moitié interne de la cavité glénoïde, l'autre à la surface scapulaire dépourvue de périoste.

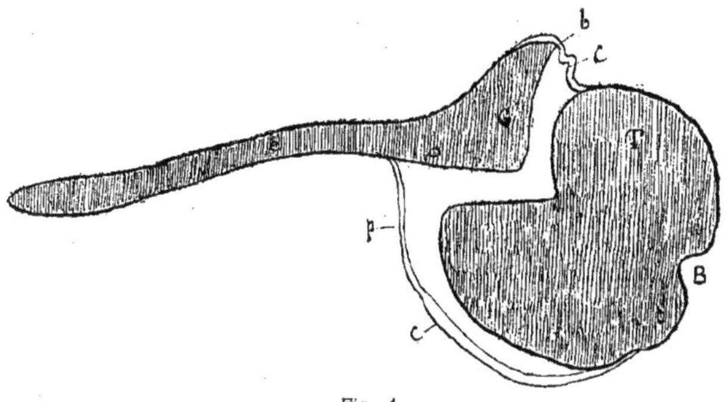

Fig. 1

Figure prise dans *Bull. Soc. anat.*, Juin 90, n· 14.
Commun. BROCA et HARTMANN.

Coupe horizontale et transversale de l'articulation luxée en attitude de rotation externe avec léger écartement de la cavité articulaire. Les parties teintées étant les coupes osseuses sur l'omoplate : **e** lame de l'omoplate ; en regard de **o** surface dénudée du col ; en regard de **G** surface glénoïdienne. Ces deux surfaces angle droit s'engagent dans l'encoche de la tête humérale sur laquelle on voit en **T** la grosse tubérosité, en **t** la petite tubérosité, en **B** la coulisse bicépitale. — Capsule. Dans cette attitude la partie postérieure **c** est relâchée, elle se continue avec **b** bourrelet glénoïdien normal. La partie posté-rieure **c** est en continuité avec **p** lame périostique beaucoup plus mince.

La capsule scapulo-humérale est conservée, ne présente rien de particulier ; on y voit l'orifice normal du sous-scapulaire absolument distinct du décollement périostique que nous avons décrit sur la face interne du col de l'omoplate. En dedans et en avant au lieu de s'insérer sur le bord de la glène, elle se continue avec le périoste décollé, dont l'épaisseur est notablement moindre que celle de la capsule. En aucun point la capsule n'adhère à la cavité glénoïde. Le tendon de la longue portion du biceps a conservé son aspect normal. »

Or, des diverses lésions qui viennent d'être décrites, on doit en retenir deux particulièrement intéressantes. Ce sont, du côté de l'omoplate, le décollement périostique signalé sous la face sous-scapulaire du col de l'omoplate ; du côté de l'humérus, une encoche formant un angle dièdre et comme découpé à la scie. Cette lésion humérale on peut la voir reproduite sur la figure I (page 20) empruntée à MM. Hartmann et Broca, on la retrouve sur la figure II (page 23), représentant la tête humérale réséquée par M. le docteur Chaput.

Le décollement périostique fut retrouvé cinq fois par MM. Hartmann et Broca dans l'examen détaillé qu'ils firent de neuf pièces ayant trait à des luxations extra, sous et intra-coracoïdiennes.

Les neuf pièces sont les suivantes (1) :

Broca et Hartmann	1 extra-coracoïdienne
	2 intra-coracoïdienne
Farabœuf	3 sous-coracoïdienne
Malgaigne	4 extra-coracoïdienne (traité et atlas).
	5 sous-coracoïdienne (musée Dupuytren 723 B)

(1) BROCA et HARTMANN, *Bulletin de la Société anatomique*, 1890.

Denonvilliers	6 extra-coracoïd. probable (musée Dupuytren 723 A)
Popke	7 extra-coracoïd. probable récidivante
Eve	8 sous-coracoïdienne
Védiènes	9 sous-coracoïdienne

Dans l'observation inédite que nous publions la cavité glénoïde fut trouvée étroite. Elle mesurait seulement deux centimètres de diamètre. Son bord antérieur présentait un décollement du bourrelet glénoïdien où pouvait entrer la pulpe de l'index. Le bourrelet très épaissi paraissait contenir du tissu osseux, et le bord antérieur de la cavité glénoïde à ce niveau, semblait comme taillé à pic, comme tranchant. Lésions encore analogues à celles qui ont été décrites. Il existait en somme, au niveau de la glène, une fracture du rebord glénoïdien, qui empêchait le recollement périostique et formait une sorte de poche prête à recevoir la tête; d'autant plus que sur la tête humérale existait, là aussi, une encoche très nette absolument analogue à celle décrite par MM. Broca et Hartmann précédemment; encoche qui correspondait au bord antérieur de la cavité glénoïde et plus particulièrement à la portion décollée et épaissie de son bourrelet.

Il est à noter d'ailleurs, comme l'ont bien observé MM. Broca et Hartmann que dans les luxations anciennes de l'épaule la tête humérale a presque toujours perdu sa configuration normale. On y rencontre, comme dans l'arthrite sèche des hyperostoses, des boursouflures et enfin un sillon qui mérite la plus grande attention, sillon que nous venons déjà de signaler, et auquel Lœbker (*Arch. f.*

chir., 1886, t. 34, communicat. au Congrès de chirurgie allemand), le premier, fit jouer un rôle primordial dans les luxations récidivantes de l'épaule, opinion à laquelle se range MM. Broca et Hartmann, en spécifiant toutefois que cet arrachement tubérositaire n'existe pas dans tous les cas et que ce n'est pas une condition *sine qua non* ; opinion à la quelle nous nous rangeons nous aussi, en faisant la mème restriction.

Les dimensions de ce sillon varient depuis une simple dépression jusqu'à une large perte de substance intéressant une grande partie de la tète. Tantôt il est limité par deux plans de tissu spongieux se rejoignant à angle droit et semblant taillés à la scie ; tantôt et le plus souvent c'est une rigole régulière. Quelquefois mais beaucoup plus rarement, il est recouvert de tissu fibreux.

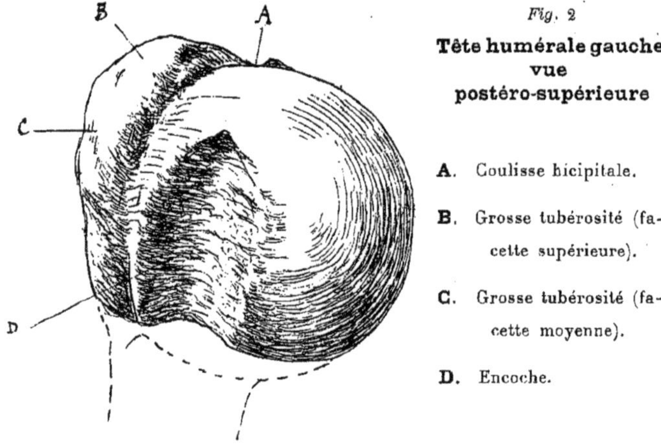

Fig. 2

**Tête humérale gauche
vue
postéro-supérieure**

A. Coulisse bicipitale.

B. Grosse tubérosité (facette supérieure).

C. Grosse tubérosité (facette moyenne).

D. Encoche.

Son siège variable suivant les cas répond au bord glénoïdien ; mais, dans la luxation antéro-interne, il occupe la partie postéro-externe de la tète. Dans la luxation postérieure, la partie antéro-interne.

Dans le cas que nous avons pu étudier et dont la figure est reproduite ci-dessus, on peut voir nettement cette encoche large, en forme d'angle dièdre, comprenant presque toute la partie postérieure de la tête et la partie avoisinante du col anatomique. Un des bords est nettement taillé à pic, l'autre correspondant à l'insertion du sousépineux et du petit-rond est mousse. Les deux plans qui, en se réunissant presque à angle droit constituent l'angle dièdre mesurent l'un du sommet de l'angle au bord externe et mousse 1^{cm}65, l'autre du sommet de l'angle au bord interne et taillé à pic également 1^{cm}65, ce qui donne pour les deux plans une largeur totale de 3^{cm}3. La hauteur de l'encoche mesurée depuis sa partie la plus supérieure, en haut de la tête humérale, jusqu'à sa partie la plus inférieure, est de 3^{cm}4. Quant à la profondeur elle est mesurée par l'angle dièdre et atteint 0^{cm}5.

Comment expliquer la formation de ce sillon ? Par une usure due aux frottements et à la pression exercée à ce niveau, du moins nous semble-t-il. C'est là l'opinion de MM. Broca et Hartmann qui pour la faire admettre donnent d'excellentes raisons. Nous y souscrivons en tout point. Ces auteurs, en effet, répondant à ceux qui avaient voulu y voir une fracture incomplète de l'extrémité supérieure de l'humérus (en Allemagne, Cramer et Kuster ; en Angleterre Eve et en Amérique Stimson), montrent que dans les luxations récentes qu'ils ont pu examiner, le sillon manque et que, de plus, dans les luxations anciennes où cette lésion existe, le fragment osseux correspondant et évidemment détaché n'a pu être retrouvé. Un seul auteur Cramer dit l'avoir trouvé une fois. Il a mal interprété ce qu'il a vu ; car MM. Broca et Hartmann après avoir discuté ce cas, concluent et démontrent que le fragment en question n'est autre qu'un fragment provenant d'une fracture glénoïdienne.

Quant aux lésions capsulaires elles sont envisagées très différemment par les auteurs. Quelques-uns admettent que l'on peut trouver la capsule lâche, dilatée et réduite a de simples tractus recouvrant à peine la synoviale, mais sans orifice, sans ouverture, sans déchirure d'aucune sorte. Ce sont les cas qui répondraient à la catégorie des luxations intra-capsulaires de Malgaigne. Pour MM. Broca et Hartmann, comme pour M. le professeur Faraboeuf, jamais la capsule n'est intacte. A première vue elle peut paraître ne présenter aucune déchirure, paraître simplement très lâche, très distendue, au point même qu'il est loisible de propulser en avant et en dedans la tête légèrement abaissée, et de voir cette tête non déchirée venir faire saillie sur la coracoïde, mais à un examen approfondi on s'aperçoit qu'il en est tout autrement et qu'il existe une déchirure plus ou moins considérable, car si l'on fait mouvoir une épaule dont les muscles sont réséqués et sectionnés, le déplacement devient difficile, lorsqu'on s'adresse à un cadavre intact; impossible, lorsqu'on s'adresse à un sujet normal.

Nous conclurons de cette longue discussion que dans presque tous les cas de luxation récidivante de l'épaule on trouve au niveau de la cavité glénoïde des décollements périostiques, que dans presque tous aussi, on trouve sur la tête humérale une large encoche provenant de l'usure et des pressions et que ces lésions anatomiques rendent bien compte de l'impossibilité d'une réduction définitive de la luxation. Toutefois, dans certains cas, ces lésions peuvent ne pas exister et l'on se trouve en présence seule d'une grande laxité de la capsule, sans la moindre déchirure, comme l'affirme M. Ricard dans les deux observations qu'il a publiées à l'Académie de médecine. C'est dans ces cas que des méthodes de douceur et en particulier l'immobilisation doivent rendre de grands services et transformer ces luxations récidivantes en luxations définitivement réduites.

Quant aux autres lésions anatomo-pathologiques, ce sont celles des tissus ou organes voisins, lésions banales retrouvées dans l'histoire des autres luxations de l'épaule, lésions musculaires, lésions des nerfs, lésions des vaisseaux. Nous ne ferons que les mentionner.

De la symptomatologie nous n'avons pour ainsi dire rien à décrire. En effet les symptômes de ce groupe de luxations sont ceux des luxations à laquelle appartient la forme considérée. Leur seul caractère propre est la récidive et surtout la facilité de cette récidive.

Rappelons toutefois que ce sont les variétés extra et intra-coracoïdiennes ainsi que les sous-acromiales qui s'observent le plus souvent et que ces récidives se montrent particulièrement dans les luxations par contraction musculaire que se font les épileptiques.

TRAITEMENT DES LUXATIONS RÉCIDIVANTES

Les anciens, avant Hippocrate, appliquaient le fer rouge en avant et en arrière.

Hippocrate les blâme et veut que le cautère traverse de part en part la peau de l'aisselle. Après quoi, tant que la plaie exige des pansements laborieux, il recommande d'écarter le bras du tronc le moins possible et de le maintenir fixé contre la poitrine longtemps même encore après la cicatrisation, espérant ainsi retrécir l'espace dans lequel se loge la tête luxée.

C'est le traitement que l'on fit jusqu'à nos jours, pour, ainsi dire, puisque Malgaigne, dans son Traité des luxations, propose bien timidement d'intervenir un peu plus activement. Ces paroles sont un modèle à la fois de prudence et de hardiesse, si l'on se rappelle combien il fallait, à cette époque, craindre la moindre intervention articulaire ou osseuse.

Ne pourrait-on pas, dit-il, à l'aide d'incisions sous-cutanées, rafraîchir en quelque sorte la cicatrice capsulaire, déterminer du moins un petit épanchement de sang et un degré d'irritation pour créer, autour de l'articulation, des tissus et comme des ligaments nouveaux ? Le chirurgien s'inspirerait ainsi, pour les luxations traumatiques, des opérations déjà tentées pour la réunion des fractures.

Heureusement la découverte de l'antisepsie et de l'asepsie permirent de diminuer et de rendre pour ainsi dire nuls les dangers de l'intervention et le traitement opératoire prit rapidement un grand essor.

Hueter, le premier, proposa la résection de la tête humérale et Cramer, peu après, effectua, dans ce but, cette opération. Son exemple fut suivi par Krœnlein, Kœnig, Volkmann, Kuster, etc. Dans le cas de Cramer, le bras, après un an, put être soulevé de façon à faire un angle de 45° et permit au patient de vaquer à ses travaux ordinaires. Dans celui de Kuster, dès trois semaines après l'opération on commença des mouvements actifs et passifs et les résultats furent excellents.

Dans le cas inédit que nous a donné M. le Dr Chaput et dont l'observation se trouve plus loin, les résultats furent très bons. Le malade, grâce à ses muscles bien développés, soulève le bras à angle droit, il peut vaquer à ses occupations et quand il a bien contracté ses muscles de l'épaule, en particulier le deltoïde, il arrive à pouvoir presque mettre la main sur la tête. Les progrès faits depuis une année sont très grands, comme nous avons pu le constater nous-même la dernière fois qu'il nous a été possible de voir l'opéré, plus de huit mois après l'opération.

Toutefois, quelque favorables que puissent être les résultats obtenus, il est un fait regrettable, c'est que l'articulation, comme telle, est détruite par la résection. Quelle que soit l'amplitude de mouvements que l'on puisse

gagner, jamais cette amplitude n'atteindra, après l'opération, celle qu'elle présentait auparavant.

Aussi a-t-on cherché à empêcher le retour de la luxation, tout en conservant à l'articulation sa mobilité anor-
male.

Et pour cela les causes de production de la luxation et
surtout les lésions anatomiques des portions osseuses de
l'articulation ont une portée en quelque sorte décisive.
Chaque fois qu'il existera des lésions des extrémités
osseuses, il ne pourra être question de la conservation de
l'articulation, c'est le cas de notre observation inédite.
Chaque fois, au contraire, que les extrémités osseuses en
présence seront intactes, on pourra avoir recours à un procédé moins radical et chercher à rétrécir la cavité articulaire. Deux procédés ont été décrits et ont donné d'excellents résultats. L'un est dû à M. le Dr Ricard ; l'autre à
Mickulicz.

Mais avant de décrire les procédés de ces deux auteurs,
nous voulons parler de moyens qui auraient donné à
leurs inventeurs d'excellents résultats.

C'est d'abord la contention par des appareils plus ou
moins compliqués.

Ainsi, à la Société de Chirurgie du 9 juin 1886, M. le
professeur Lefort montra un malade qui avait présenté
72 luxations de l'épaule et pour lequel il avait fait construire par M. Collin un appareil qui, tout en permettant
les mouvements de l'articulation, limitaient le mouvement
en arrière. Depuis trois mois que le malade portait l'appareil, la luxation ne s'était pas reproduite. Il en était de
même pour un malade de Perpignan pour lequel M. Le-

fort avait fait construire un appareil semblable. Pendant neuf ans l'appareil, porté d'une manière suivie, avait empêché toute reproduction de la luxation ; mais le malade ayant cru pouvoir s'en passer, n'avait pas tardé à voir se reproduire sa douzième luxation.

M. le professeur Berger cita à l'Académie de médecine le fait d'un malade dont il put contenir la luxation récidivante au moyen d'un dispositif aussi simple qu'ingénieux. « Je suis convaincu, dit-il, que dans un bon nombre de cas il suffirait d'empêcher, pendant un temps assez long, la luxation de se reproduire pour permettre au point faible de la capsule de reprendre une consistance suffisante et à l'ouverture qui laisse passer la tête humérale de se rétrécir assez pour diminuer de beaucoup les chances de récidive ultérieure. Pour atteindre ce but j'ai coutume d'employer un dispositif très simple qui m'a déjà rendu service dans deux cas de luxation récidivante de l'épaule. Une bretelle passant sous l'aisselle opposée fait le tour du corps et vient en passant fixer le bras qui est disposé à se luxer sur la partie inférieure de la région deltoïdienne. Cette sangle, sans empêcher complètement les mouvements d'abduction du membre supérieur, les limite et elle avertit le malade du danger qu'il court lorsqu'il veut faire un mouvement d'élévation. Deux sujets à qui j'ai recommandé le port de cet appareil s'en trouvent fort bien. »

Rappelons que Genzmer a préconisé, sans grands succès d'ailleurs, les injections iodées dans l'article.

M. le professeur Dubrueil, de Montpellier, publia, dans la *Semaine médicale*, en 1892, l'observation que l'on trouvera plus loin (Obser. V) d'un cas de luxation récidi-

F. 3

vante de l'épaule traitée par des injections interstitielles
de chlorure de zinc.

Quoi qu'il en soit, ces méthodes ne peuvent être employées
que dans des cas très spéciaux et, c'est encore aux procédés sanglants qu'il faudra recourir dans la plupart des cas.
Nous avons déjà dit dans quels cas nous pensions nécessaire
la résection de la tête humérale, dans quels autres cas au
contraire nous pensions que pourrait suffire un rétrécissement de la capsule articulaire.

Voyons les deux procédés de Ricard et de Mickulicz.

1° Procédé de Ricard

Premier temps. — Opération préliminaire après antisepsie locale et chloroformisation. Incision verticale de
12 centimètres dans l'interstice pectoro-deltoïdien, incision
horizontale partant de l'extrémité supérieure de la première et suivant l'insertion du deltoïde à la clavicule et à
l'acromion. Le muscle ainsi détaché en avant et en haut
forme un vaste lambeau triangulaire qu'on récline en
dehors et en arrière.

On remarquera que ces incisions respectent entièrement
le nerf circonflexe, et que le muscle remis en place conser-
vera ou reprendra plus tard toute sa vigueur.

Le coraco-brachial est simplement relevé et porté en
dedans.

On découvre ensuite le sous-scapulaire dont on libère
et dissèque le bord supérieur ainsi que le tendon près de
son insertion humérale, de façon à mettre largement à nu
la capsule articulaire.

Deuxième temps. — Le bras étant porté fortement en adduction et en rotation interne, on fait passer verticalement: en bas, dans l'épaisseur du tendon du muscle sousscapulaire ; en haut, dans la partie de la capsule restée épaisse et résistante au-delà de la région amincie, trois fils de grosse soie plate, situés à 2 cent. environ de distance et serrés de façon à changer la partie amincie de la capsule en un bourrelet épais, saillant, solide, indépressible à travers lequel on ne peut même plus sentir la tête humérale.

Troisième temps. — Après hémostase soignée, et lavage dela plaie, opération complémentaire; c'est-à-dire réinsertion du deltoïde par une suture en surjet au catgut, réunion de la peau au crin de Florence sans drainage et pansement simple.

Quatrième temps. — Immobilisation absolue du bras.

2° **Procédé de Mickulicz**

Ce procédé consiste à fendre verticalement et dans toute sa longueur la capsule au niveau de sa portion dilatéc, au point où celle-ci recevant la tête humérale forme comme une sorte de sac herniaire. Après quoi la lèvre externe de l'ouverture ainsi formée est attirée vers la cavité glénoïde. Puis la lèvre interne est ramenée sur la précédente de manière à la recouvrir complètement et à former à ce niveau un véritable doublement (duplicatur) de la capsule.

C'est ce que l'on peut se représenter très aisément

en considérant les deux figures ci-jointes qui représentent les deux temps de l'opération.

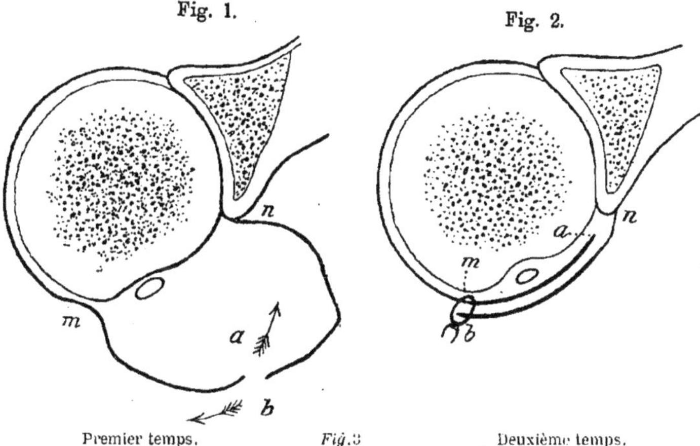

Figures empruntées au *Beitrage zur Klinischen Chirurgie*, 17· vol., 3· fascic. Julius Samosch.

*   *

En présence de ces divergences d'opinion quelle conduite tenir ?

Il nous semble que dans la plupart des cas les résultats obtenus par les simples moyens de contention sont insuffisants, témoin ce malade de M. Lefort dont la luxation se renouvela après avoir enlevé un appareil de contention, gardé pendant neuf années consécutives.

Cependant, comme l'immobilisation a donné, parfois, de bons résultats, tel le cas cité par M. Berger, on devra l'employer pour commencer. Puis, en cas d'insuccès, s'adresser aux méthodes sanglantes.

La résection conviendra aux cas s'accompagnant de lésions de la tête humérale.

Les procédés de Ricard ou de Mickulicz aux cas où il n'y aura pas de lésions osseuses.

D'où la règle de toujours s'assurer de l'existence de ces lésions.

Si l'on pouvait, à travers la capsule réduite à quelques fibres, comme dans le cas de M. Ricard, s'assurer par la palpation de l'intégrité de l'humérus, le procédé de M. Ricard deviendrait le procédé de choix ; puisqu'il a l'avantage de donner une consolidation parfaite de la capsule sans ouverture de l'articulation.

Malheureusement nous croyons qu'il est difficile d'avoir cette absolue certitude ; aussi pensons-nous qu'il faut toujours s'assurer de cette intégrité *de visu*, et pour cela ouvrir l'articulation. Dès lors, le procédé de Mickulicz devient le meilleur.

Quant aux procédés consistant à faire des injections interstitielles de liquides, nous les croyons insuffisants.

OBSERVATIONS

OBSERVATION I

(RICARD in *Rapp.* de VERNEUIL *à l'Académie de médecine*).

L..., journalier, 27 ans, sans antécédents pathologiques, entre à l'Hôtel-Dieu, le 29 mars 1892.

La première luxation se fait à gauche, le 26 août 1887, en tombant d'une machine à battre. La seconde, six mois après, dans une nouvelle chute. La troisième, pendant la nuit, en dormant. L'accident, depuis, s'est renouvelé maintes fois, notamment le 6 janvier et le 23 mars 1892, à la moindre occasion, en soulevant un seau d'eau, en écartant le bras, en mettant le paletot, et L... en était arrivé à ne plus oser se servir de son bras. Réduction généralement très facile, sauf une fois où il fallut se servir du moufle. La luxation du 23 mars était sous-coracoïdienne; on ne sait si les autres appartenaient à la même variété. Le membre présente des troubles de l'innervation et de la nutrition.

Opération. — L'opération est faite suivant le procédé de Ricard, que nous avons décrit.

On ne trouve pas de boutonnière à la capsule. Mais cette dernière est lâche, mince, dilatée, flottante, sacciforme, n'étant plus constituée que par quelques faisceaux fibreux épars, étalés sur la face externe de la synoviale sous laquelle le doigt rencontre la tête humérale en son lieu et place. C'est en rapprochant le bras du tronc et en le portant en rotation

forcée en dedans qu'on porte au maximum le relâchement de
la capsule et qu'on distingue le mieux la partie amincie qui
admet sans peine l'extrémité réunie des quatre doigts.

Suites très simples, apyrexie complète; l'opéré se lève le
cinquième jour; renouvellement du pansement extérieur le
onzième, ablation des sutures cutanées le trente et unième,
réunion parfaite, aucune irritation ; simple pansement protec-
teur ; bras immobilisé de nouveau jusqu'au trente-septième
jour, où il est mis en écharpe. Le membre étant faible, le
deltoïde et le biceps légèrement atrophiés, on pratique l'électrisation et le massage exclusivement musculaire sans chercher
à mobiliser l'articulation.

Au quarante-cinquième jour, on autorise la reprise progres-
sive des mouvements volontaires qui se font sans douleur et
dans une grande étendue. L... reste dans le service à titre
d'infirmier, soulevant les malades, portant les brancards, etc.
En novembre 1892 la luxation ne s'était pas reproduite. La
mobilité articulaire était absolument normale. Ce brillant
résultat ne s'est pas démenti, comme on a pu s'en assurer à
deux reprises, en juillet et en octobre 1893, dix-huit mois
après l'opération.

OBSERVATION II

(RICARD in Rapport VERNEUIL à l'Académie de médecine).

M..., trente-deux ans, porteur aux Halles, alcoolique, épileptique, entre à l'Hôtel-Dieu le 8 août 1892. Première luxation dix-huit mois auparavant. Depuis, vingt-huit récidives
ont eu lieu ordinairement pendant les attaques, mais aussi aux
moindres mouvements. La réduction, presque toujours difficile,
exige d'ordinaire l'anesthésie.

Opération le 11 août. —Même procédé, même lésion capsulaire, mêmes suites bénignes. On administre le bromure de
potassium (4 gr.) pour prévenir les crises d'épilepsie.

12 septembre, suppression du pansement. Membre affaibli.

Les mouvements articulaires se font librement et sans douleur. Massage et électrisation des muscles.

Malgré la reprise du travail et des attaques d'épilepsie, la luxation ne s'était pas reproduite le 25 octobre, pas plus que le 25 août 1893, plus d'un an après l'opération.

OBSERVATION III

(SOUTHAM. *British medical Journal*).

Femme âgée de 45 ans, admise à l'hôpital en avril 1891.

Depuis 10 ans elle est sujette à des attaques épileptiques. La première luxation s'est produite il y a deux ans et demi pendant une de ces crises, et s'est renouvelée cinq fois depuis cette époque, à l'occasion d'une attaque ou du moindre mouvement comme celui de changer de vêtement. Dans tous les cas, cette luxation a été sous-coracoïdienne, et la réduction a souvent nécessité l'emploi d'un anesthésique.

Dernièrement un appareil de contention en cuir fut appliqué mais sans aucun résultat.

L'examen de l'épaule ne montrait rien d'anormal : la tête de l'humérus était dans sa position habituelle, sans modification aucune dans la forme de l'articulation, et sans qu'il parût y avoir de laxité des ligaments. Cependant les mouvements du bras déterminaient de la douleur et s'accompagnaient d'un léger frottement. A l'examen sous chloroforme, la luxation sous-coracoïdienne pouvait néanmoins être réellement produite et tout aussi facilement réduite.

Comme la malade ne pouvait se servir utilement de son bras, et que ce dernier était pour elle une gêne continuelle, nous résolûmes d'exciser la tête humérale, espérant que la formation d'une pseudarthrose empêcherait la luxation de se reproduire.

L'opération fut faite le 4 mai 1891. Incision commençant juste au-dessus de l'apophyse coracoïde. L'articulation ouverte, on trouva la tête de l'humérus absolument normale. Le rebord et une petite portion de la partie antérieure de la cavité glénoïde manquaient. Mais ce qui restait était recouvert de cartilage d'apparence normale, et il était évident que l'on se trouvait en présence de surfaces articulaires totalement saines ainsi que les parties voisines.

La tête de l'humérus fut sciée au niveau du col anatomique et la plaie refermée après drainage de la cavité par un tube.

La guérison se fit sans la moindre suppuration et le tube fut enlevé le septième jour.

Au bout de trois semaines. la plaie était complètement refermée.

Des mouvements passifs furent commencés doucement et augmentés progressivement. La malade quitta l'hôpital le 6 juin ; le bras avait déjà une force considérable qui s'augmenta peu à peu.

En mai 1892, un an après l'opération, il ne s'était produit aucune récidive.

La malade élève le bras jusqu'à l'horizontale, et peut porter la main à la tête.

Observation IV

(Gerster. — Société chirurgicale de New-York. Séance du 25 mars 1884, in *New-York Medical Journal*).

Jennie M..., âgée de 20 ans, avait été violemment projetée contre une caisse et s'était fait une luxation sous-coracoïdienne de l'humérus, traitée par des liniments et l'électricité.

Sept semaines après l'accident, la malade vient se confier aux soins du D\u1d63 Gerster à l'hôpital du Mont-Sinaï. Le diagnostic de luxation, compliquée de paralysie marquée du grand dentelé du côté correspondant fut facilement porté. La réduction n'offrit aucune difficulté, mais le poids seul du membre était suffisant pour la faire réapparaître. L'humérus réduit fut maintenu en position normale pendant cinq semaines au moyen d'un plâtre qui enveloppait le bras, l'épaule et le thorax. Quand cet appareil fut enlevé, on s'aperçut que la tendance à la récidive était toujours la même.

L'arthrotomie au moyen d'une incision fut faite le 11 décembre 1883.

On trouva que la capsule articulaire était anormalement dilatée du côté faisant face à l'aisselle. En conséquence, on en excisa un morceau long d'un pouce et large d'un demi-pouce, pendant que le bras était fortement porté en rotation en dehors.

Une courte incision fut faite à la partie postérieure de la capsule pour drainer et un tube capillaire formé d'un faisceau de fil de catgut y fut introduit. La plaie antérieure fut refermée par des sutures.

Six jours après l'opération, une fièvre septique alarmante se montra avec une température de 103° F. Bien qu'aucun signe local ne fût visible, le Dr Gerster fit sauter les points de suture et rouvrit la plaie. Parmi les sept ligatures au catgut appliquées, trois furent trouvées en mauvais état, infiltrées et entourées de pus. Suspectant la qualité du catgut employé pour le drainage, on le remplaça par un tube de caoutchouc. La température redevint normale et l'aspect de la plaie excellent. Le tube fut enlevé à la fin de la seconde semaine et la plaie était guérie à la fin de la huitième semaine.

La guérison fut retardée par un érysipèle qui débuta au niveau de l'ouverture faite par le drainage, au moment où la plaie était pour ainsi dire refermée. La fonction de la jointure était satisfaisante et promettait de devenir normale. Elle est maintenant considérablement améliorée.

Observation V

(Hôpital Saint-Eloi de Montpellier. Professeur Dubreuil).

C'est pour une luxation récidivante de l'épaule droite que j'ai eu recours aux injections de chlorure de zinc.

Vigoureux terrassier, 40 ans, santé excellente ; système musculaire très développé. Sans que rien puisse en expliquer la cause, il s'est luxé l'épaule cinq fois en deux mois et demi :

La première fois, en lançant une pierre ; réduction facile, d'après la méthode Kocher, à ce que dit le patient.

La deuxième fois, en poussant une charrette. Le malade a été vu dans le service de M. le Professeur Dubreuil par le professeur agrégé Estor, qui, après plusieurs tentatives infructueuses, finit par réduire la luxation avec l'appareil à collier de Collin.

La troisième fois, dans un mouvement brusque d'abduction du bras. Le malade entre trois jours après à l'hôpital Saint-Eloi ; il présente une luxation intra-coracoïdienne. Après des essais vains de réduction par le procédé de Kocher, par les procédés de douceur, par la traction élastique, on recourt à l'appareil de Collin. Le malade anesthésié, on obtint la réduction avec une traction de 130 kilogs.

Immobilisation du bras pendant une dizaine de jours.

Le malade sort le 6 décembre ayant recouvré les mouvements de l'épaule. Il n'y avait ni douleur, ni atrophie musculaire.

Vers le 15 décembre, il se démet l'épaule à nouveau dans un mouvement d'abduction.

Nouvelle luxation intra-coracoïdienne. Application de l'appareil de Collin sans anesthésie. Pour la réduction, il faut arriver jusqu'à 160 kilog.

Le bras est maintenu en écharpe pendant quinze jours. Au bout de ce temps, l'écharpe fut enlevée et le 4 février 1892 la luxation se reproduisait pour la cinquième fois au moment où le patient s'appuyait avec la main droite sur son lit pour y monter. C'était toujours une luxation intra-coracoïdienne. Elle fut réduite sans anesthésie avec l'appareil Collin, moyennant une traction de 89 kilogs.

On essaie alors des injections de chlorure de zinc.

Du 5 au 16 janvier, j'ai pratiqué six injections de deux gouttes chacune avec la solution de chlorure de zinc à 1/10, sur divers points de la partie antéro-supérieure du moignon de l'épaule, au-dessous de l'acromion. L'aiguille de la seringue était enfoncée assez pour que le liquide entrât en contact avec la capsule.

Un peu de douleurs après l'injection. Jamais de réaction.

Après la sixième injection, recommandation au malade d'aider les gens de service de l'hôpital et de ne pas ménager ses efforts. Il a exécuté à maintes reprises devant M. Dubreuil les mouvements forcés d'abduction, de circumduction, de rotation. Jamais la luxation ne s'est reproduite.

La tête humérale est restée en place et quand le malade a quitté la salle le 24 janvier, il ne gardait d'autre trace de ses luxations qu'un craquement très net se produisant dans les mouvements d'abduction, craquement qui se passait dans la bourse séreuse acromio-coracoïdienne.

OBSERVATION VI

(MICKULICZ in *Beitrage zur Klinischen Chirurgie*. Article de
SAMOSCH, p. 803).

Le colon B.. , Schwartz, de Jérusalem, âgé de 38 ans, tomba, il y a dix ans, de la passerelle d'un bateau dans le Nil. Il croit s'être endommagé le bras à ce moment, sans pourtant pouvoir indiquer quelque chose de plus précis sur cette lésion.

Depuis deux ans, le patient s'est luxé le bras droit vingt fois, à différentes reprises et presque toujours la nuit. Au début, il avait besoin d'un médecin pour la réduction ; dans les derniers temps, il la pratiquait lui-même. Il lui est devenu impossible de se livrer à ses travaux de cultivateur. Sur le conseil d'un chirurgien de Berlin, il porta pendant six semaines un bandage, autour de l'épaule droite, mais sans aucun succès.

Il entre à l'hôpital le 19 juin 1895.

De taille moyenne, solidement bâti, avec des muscles bien développés ; il a un pannicule adipeux moyen. Aucune lésion viscérale.

On ne constate rien d'anormal au niveau de l'épaule droite. Le 18 juillet, luxation qu'on réduit facilement, mais qui se reproduit aussitôt.

Opération le 20 juillet. Anesthésie au chloroforme associé à la morphine. L'articulation fut mise à nu par l'incision Ollier-Hüter, ce qui rendit la ligature de la veine céphalique nécessaire. L'examen attentif de l'articulation permit de constater un relâchement de la capsule articulaire, de sorte que, en avant et en dedans, il existait un véritable sac herniaire, dans lequel la tête humérale pouvait s'introduire. Pour rétrécir la capsule, celle-ci fut fendue verticalement, en avant, et dans toute la hauteur, et suturée suivant le procédé que nous avons décrit sous le nom de procédé de Mickulicz.

L'intervention fut bien supportée ; les suites en furent simples, et il n'y eut pas de réaction, sauf au bout de quelques jours, à la suite d'une légère intoxication iodoformée.

Le 6 août, la plaie est à peu près fermée ; le 18, on entreprend des mouvements actifs et passifs. Le 6 novembre, on note que l'étendue des mouvements, s'est considérablement augmentée.

Le 29 novembre, jour de la sortie, le patient pouvait soulever avec facilité un poids de 2 kilogs.

Observation VII

(M. le professeur Berger, in *Bulletin de l'Académie de Médecine*, 1894, p. 333).

Un homme du monde, grand chasseur, était atteint depuis
plusieurs années d'une luxation récidivante de l'épaule qui se
reproduisait à chaque instant, sous l'influence des mouvements
d'élévation du membre, en mettant la manche d'un habit, en
épaulant son fusil, etc. Il était habitué à réduire ce déplacement, en tirant lui-même sur son bras ou en se suspendant
quelques instants. Il y a cinq ou six ans, ou descendant du siège
d'une voiture, il reproduit la luxation, mais ne peut arriver à
la réduire. Aussitôt il prend le chemin de fer, et vient à Paris
où je le vois vingt-quatre heures après l'accident. Le malade,
présente les signes d'une luxation intra-coracoïdienne de l'humérus. Il y a de la douleur, de la contraction des muscles, du
gonflement. Une tentative de douceur immédiatement essayée,
reste sans résultat. Deux heures après, on endort le malade et
je réduis la luxation, par des tractions, mais non sans quelque
difficulté. A la suite de cette aventure, un peu d'arthrite scapulo-humérale se déclare ; une immobilisation stricte, de plus
de trois semaines, est nécessaire.

Quand celle-ci est supprimée, il existe un assez notable
degré de raideur de l'épaule, dont les massages ont fini par
triompher en grande partie. Depuis lors, mon client s'est
toujours bien servi de son bras et a pu chasser comme auparavant. Je crois bien qu'il lui reste un certain degré de raideur scapulo-humérale, mais jamais depuis cette époque, la
luxation ne s'est reproduite.

J'ai pratiqué l'immobilisation du membre de la façon sui-
vante. Une bretelle passant sous l'aisselle opposée, fait le tour
du corps et vient fixer le bras qui est disposé à se luxer en
passant sur la partie inférieure de la région deltoïdienne :
cette sangle, sans empêcher complètement les mouvements

d'abduction du membre supérieur les limite et elle avertit le malade du danger qu'il court lorsqu'il veut faire un mouvement d'élévation.

OBSERVATION VIII (Inédite).

(Communiquée par M. le Dr Chaput).

B..., Pierre, âgé de 24 ans.

Entre dans le service le 21 novembre 1896, pour luxation récidivante de l'épaule gauche.

Le malade est épileptique et sa première luxation s'est produite pendant un accès la nuit, il y a huit mois.

Depuis, le même accident se reproduit, au moins une fois par semaine et presque toujours la nuit pendant ou non un accès d'épilepsie.

La luxation antéro-interne, sous-coracoïdienne a été réduite soit par le procédé de Kocher, soit par l'extension. Parfois le malade a pu la réduire lui-même.

Le malade a un bon état général et est fortement musclé.

Les poumons et le cœur sont sains.

L'analyse des urines ne présente rien de particulier.

Opération. — Le malade fut opéré le 29 novembre 1896.

Après chloroformisation et désinfection soignée de la région scapulo-humérale suivant le procédé ordinaire, on fait une incision verticale partant de l'apophyse coracoïde. On tombe sur la capsule qu'il est absolument impossible de plisser suivant le procédé de Ricard.

On se décide à l'ouvrir largement, ce qui permet de constater au niveau de la partie postérieure de la tête humérale, une forte encoche, telle que la représente notre *fig.* 2.

La cavité glénoïde est étroite et mesure à peine deux centimètres.

Son bord antérieur présente un décollement du bourrelet glénoïdien où peut pénétrer la pulpe de l'index. Le bourrelet très épaissi paraît contenir du tissu osseux. Le bord antérieur de la glénoïde à ce niveau est taillé à pic et comme tranchant. La capsule articulaire paraît indemne en avant et en dedans. Elle paraît seulement très lâche.

Bourrage de la cavité articulaire à la gaze aseptique.

Suture de l'incision aux crins.

Le malade se rétablit très rapidement.

Nous avons pu le voir dix mois après l'opération, il se sert de son bras qui lui rend de grands services. Il peut dépasser l'angle droit, et en contractant fortement les muscles de l'épaule et en particulier le deltoïde, il arrive à pouvoir presque mettre la main sur sa tête.

CONCLUSIONS

——

I. Les luxations récidivantes de l'épaule appartiennent surtout aux variétés soit extra, soit intra-coracoïdiennes et sous-acromiales.

II. Le plus souvent il existe, au niveau de la cavité glénoïde un arrachement plus ou moins considérable de son bord antérieur et au niveau de la tête humérale une encoche siégeant au point où la tête humérale déplacée est en contact avec le rebord de la glène. Cette encoche a donc un siège différent suivant la variété de la luxation. Mais les variétés antérieures étant les plus fréquentes, c'est presque toujours à la partie postérieure qu'on la rencontre.

III. La capsule peut ne pas présenter toujours une boutonnière, mais elle est en tout cas amincie et relâchée, permettant les déplacements de la tête humérale.

IV. Pour le traitement, on essaiera d'abord les moyens de contention et l'immobilisation plus ou moins prolongée. En cas d'insuccès, on aura recours à une intervention sanglante ; mais on devra considérer deux cas :

Ou bien il existe des lésions de la glène et surtout de

F. 4.

la tête humérale et alors la résection est le traitement de choix.

Ou bien la capsule est seule atteinte et en ce cas il suffira de remédier à son relâchement, suivant le procédé de Ricard ou celui de Mickulicz.

Comme la constatation *de visu* des lésions de *la tête humérale* est indispensable, et que pour cela l'ouverture de l'articulation est nécessaire, l'opération de Mickulicz nous paraît la meilleure.

BIBLIOGRAPHIE

Boyer. — Maladies chirurgicales. T. IV, 1822.

Fizeau. — *Journal de médecine, chirurgie, pharmacie*, etc., par MM. Corvisart, Lelourd et Boyer. T. X, p. 386.

Nélaton. — Path. chirurgicale. T. II, p. 366.

Roser. — Ueber die pathologische anatomie der oberarm-luxationen. *Arch. fur physiolog. Heilk*. 1842. T. I, p. 401.

Malgaigne. — Traité des fractures et des luxations. T. II, p. 171.

Hueter. — Klinik der geleukkrankheiten. 1870.

Strenbel. — *Prager Viertel jahressckrift*. CXXX, 4, p. 113. 1868.

Deuerlich. — Ueber die komplication der luxatio humeri mit fraktur der tuberculum majus. Gœttingen. 1874.

Perier. — *Bulletin et mém. de la Société de chirurgie*. Paris 1878, p. 113.

Eve. — *Méd. chir. trans*. 1880. T. LXIII, p. 317.

Popke. — Zur casuistik und therapie der invetevirten und habituellen schulterluxationen inaug. Dissert. Halle 1882 et *Centralblatt für chir*. 1883.

Jossel. — Ueber die recidive der humerus luxationen. *Deutsche Keitschrifft für chirurgie*. T. XIII, p. 167. 1880.

Albert. — *Centralbl. für chir*. 1880.

Gerster. — *New-York med. journal*. 5 avril 1884.

Cramer. — Résection des oberarmkopfes wegen habitueller luxation. *Berliner Klinick Wochenschrifft*. 1882. Nr 2.

Lobker. — *Centralbl. für chir*. 1886.

Le Fort. — *Bulletin de la Soc. chirurgie*. XII, p. 491. 1886.

Schuller. — *Mercredi médical.* 1890, p. 342.

Stimson. — A Treatise on dislocations. London. 1888.

Broca et Hartmann. — *Bulletin de la Société anatomique.* 1890, p. 322 et 416.

Southam. — *British med. journal.* 4 juin 1892.

Ricard. — *Bulletin médical.* 1er nov. 1892.

Dubreuil. — *Semaine médicale.* Février 92.

Verneuil. — *Bulletin de l'Acad. de médecine.* 1894, p. 330.

Berger. — *Bulletin de l'Académie de médecine.* 1894, p. 333.

Ricard. — *Gaz. des Hôpitaux.* 1894 (n° 69).

Corsi. — *Riforma medical Napoli.* 1895. XI, 411.

Samosch. — *Beitrag. z. Klin chir. Tubingen.* 1895. XVII, p. 803.

Wiesinger. — *Vereins beilage der deutschen med. Wochschrifft.* 1895, p. 116.

Steinthal. — *Med. korrespondenzblatt der Wurtemb. arztl Landesvereins.* 1895 (n° 14).

Heusner. — *Zeitschr. f. patho. ch. Stuttg.* 1897, 1-8.

Kuster. — Verhandlungen der deutschen Gesellschaft für chirurgie. *XI. Kongress, 4, Sitzung.*

Bardenheuer. — Die Verletzungen der oberer extremitäter. *Deutsche chirurgie Lieff,* 63 a.

H. Lœbker. — Einige Prœparate von habitueller Schulter luxation. *Langenbeck's Archiv.* T. 34, page 658.

Hueter. — *Grundriss der chirurgie.* 2 Hœlfte, 3 Lieff, s. 755.

Henke. — Anatomie und mechanik der geleuke. S 138.

Krœnlein. — Lehre von den Luxationen. *Deutsche Leitchschrift für chir.* H. 26, S 66.

Kœnig. — *Lehrbuch Der Speziellen chirurg.* Bd III.

Traité de chirurgie de Duplay et Reclus (art. Nélaton).

Traité clinique et opératoire de Le Dentu et Delbet (art. de L. Cahier).

Testut. — *Anatomie.*

Poirier. — *Anatomie.*